Instruction
médicale

T_e^{17}
132

Te $\frac{17}{32}$

INSTRUCTION

MÉDICALE

POUR LES CAPITAINES DES BATIMENS

DU COMMERCE,

QUI, D'APRÈS L'ORDONNANCE ROYALE DU 4 AOUT 1819, NE DOIVENT
PAS AVOIR DE CHIRURGIENS.

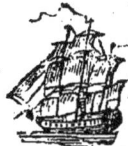

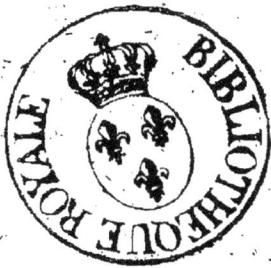

BORDEAUX,

IMPRIMERIE DE P. COUDERT, RUE SAINT-REMY, N.º 41.

———

M. DCCC. XXVI.

INSTRUCTION
MÉDICALE
POUR LES CAPITAINES DES BATIMENS
DU COMMERCE,

QUI, D'APRÈS L'ORDONNANCE ROYALE DU 4 AOUT 1819, NE DOIVENT PAS AVOIR DE CHIRURGIENS (1).

Acétate de plomb cristalisé, ou sel de saturne.

LE sel de saturne a les mêmes propriétés que l'extrait de saturne ; il s'emploie avec avantage dans les contusions, les chutes, ou pour calmer une trop grande irritation locale ; il sert également à bassiner les paupières, lorsqu'il y a de l'inflammation, à laver les plaies légères, et en injection pour terminer les gonorrhées. On prend une cuillerée à café de ce sel, que l'on fait dissoudre dans une bouteille d'eau.

Acide sulfurique, ou huile de vitriol.

L'acide sulfurique est un puissant anti-sep-

---

(1) Les doses des médicamens mentionnés dans la présente Instruction, sont destinés pour les adultes ; on doit les modifier selon l'âge et le tempérament.

tique : Il s'emploie dans les crachemens de sang
et dans les fièvres putrides, à la dose de cin-
quante gouttes, qu'on mêle dans un demi-pot
d'eau ordinaire, ou dans une décoction d'orge,
en l'édulcorant avec une suffisante quantité de
miel ou de sucre.

On s'en sert aussi pour des fumigations : On
prend alors trois cuillerées de cet acide, on le
verse sur six cuillerées de poudre fumale de
Guyton, que l'on a disposée dans un vase de
terre sur de la braise, et que l'on promène
dans les endroits dont on veut purifier l'air.

Alcool camphré, ou eau-de-vie camphrée.

On emploie l'eau-de-vie camphrée extérieurement dans les foulures, pour dissiper l'en-
flure qui provient d'une chute : On peut en faire
usage également dans les plaies de mauvais ca-
ractère, pour raffermir les chairs et prévenir la
gangrène. On en met un bon verre dans une
bouteille d'eau simple ou dans une décoction
de quinquina.

Ammoniaque liquide, ou alcali volatil fluor.

L'alcali volatil s'emploie avec avantage dans
les cas d'apoplexie et dans les asphixies : On le
fait respirer aux malades, et l'on en fait pren-

dre intérieurement quelques gouttes, que l'on verse dans un verre d'eau.

On en prend également une cuillerée à café, que l'on mêle dans une fiole avec une demi-tasse d'huile d'olive, pour former un liniment dont on se sert en friction dans les douleurs rhumatismales. On peut, pour rendre ce liniment calmant, y ajouter vingt-cinq à trente gouttes de laudanum.

Cérat.

Le cérat est adoucissant, il rafraîchit et calme les ardeurs de l'inflammation ; il est bon pour les démangeaisons, pour les crevasses des mains et les gerçures des lèvres. On en frotte les parties malades.

Eau de fleurs d'orangers.

L'eau de fleurs d'orangers est stomachique, anti-spasmodique, et se donne à la dose d'une cuillerée à soupe dans les faiblesses d'estomac et dans les spasmes nerveux.

Eau vulnéraire spiritueuse.

L'eau vulnéraire est utile pour bassiner les plaies légères, les contusions et les foulures : On peut également en faire boire une cuillerée, étendue au moins dans autant d'eau.

Emplâtre épispastique.

L'emplâtre épispastique s'applique, soit aux jambes, aux cuisses, aux bras, ou autres lieux où il est nécessaire d'attirer au dehors une humeur dont la présence serait dans le cas de faire des ravages intérieurement. On étend cet emplâtre sur un morceau de peau ou de toile neuve, que l'on saupoudre ensuite avec des cantharides.

Diachilum gommé.

Cet emplâtre est employé pour résoudre les tumeurs ou pour les attirer à la suppuration : On l'étend sur de la peau ou sur de la toile.

Emplâtre de vigo cum mercurio.

Cet emplâtre est employé pour résoudre les tumeurs vénériennes et les tumeurs froides. C'est un très-bon fondant.

Espèces pectorales.

Les espèces pectorales s'emploient dans les affections catarrhales : On en prend une bonne pincée, que l'on met dans une bouteille d'eau bouillante, et on édulcore l'infusion après l'avoir coulée avec une suffisante quantité de sucre.

Ether sulfurique.

L'éther sulfurique s'emploie dans les coliques,

les affections histériques , nerveuses et convul-
sives , dans les hoquets opiniâtres : On en met
quelques gouttes dans une tasse d'eau sucrée.
On peut également l'employer dans les mêmes
cas, sur un morceau de sucre, à la dose de
douze ou quinze gouttes.

Extrait de réglisse.

L'extrait de réglisse est adoucissant : On peut
l'employer avec avantage dans les affections catarrhales opiniâtres.

Fleurs de camomille.

Les fleurs de camomille sont toniques , pro-
pres à calmer les coliques venteuses : On en
met une forte pincée dans une bouteille d'eau
bouillante que l'on édulcore avec un peu de
sucre ou de réglisse.

Graine de lin.

La graine de lin est émolliente et très-adou-
cissante : On en prend une pincée que l'on fait
légèrement bouillir dans une bouteille d'eau, et
dans laquelle on fait dissoudre une prise de sel
denitre. Cette boisson s'emploie dans les réten-
tions d'urine ; elle est également employée en
décoction pour lavemens dans les coliques et les
constipations.

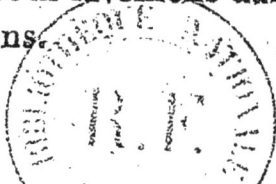

Farine de graine de lin.

La farine de graine de lin est très-émolliente : On en fait des cataplasmes que l'on applique avec avantage sur les tumeurs inflammatoires.

Jalap en poudre.

La poudre de jalap est purgative : On en met une prise dans une tasse d'eau, que l'on fait prendre au malade, et pendant l'effet de laquelle on lui donnera de temps en temps une légère infusion de thé.

Ipécacuanha.

Dans trois cuillerées d'eau froide, on mettra une prise d'ipécacuanha, que l'on fera prendre au malade, et que l'on réitérera, s'il est nécessaire, une seule fois, ayant soin de lui faire prendre de l'eau tiède, mais moins souvent que pendant l'administration de l'émétique. L'ipécacuanha s'emploie comme vomitif dans les embarras de l'estomac, dans les diarrhées et les dyssenteries.

Laudanum liquide.

Le laudanum liquide est un calmant qui se donne dans les affections nerveuses, les coliques, les devoiemens, les dyssenteries, les superpurgations, est généralement dans toutes les fortes douleurs. On en met de dix à douze gouttes dans une cuillerée d'eau de fleurs d'orangers, pour une dose, que l'on réitère à trois heures de distance, s'il est nécessaire.

Médecines en drogues.

On verse un verre d'eau bouillante sur le séné, et après une heure d'infusion sur les cendres chaudes, on fait fondre la manne et le sel ; on coule ensuite le tout avec expression.

Miel du pays.

Le miel du pays est laxatif, détersif, pectoral, propre pour adoucir les irritations de la poitrine : Il s'emploie à la dose de deux ou trois cuillerées dans les tisanes pectorales, ayant soin de le faire bien écumer, et de deux à quatre onces pour chaque lavement.

Sel de nitrre, ou nitrate de potasse.

Le sel de nitre est tempérant, il calme les ardeurs d'urine et facilite leur écoulement : On en fait dissoudre un paquet dans un demi-pot d'une décoction d'orge ou de graine de lin.

Onguent de la mère.

L'onguent de la mère est, tout à la fois, maturatif, suppuratif et dessiccatif : Il peut être employé dans toutes sortes de plaies. On l'étend sur du linge ; on s'en sert pour les pansemens des vésicatoires.

Onguent jaune.

L'onguent jaune, ou onguent suppuratif, est utilisé dans le pansement des vésicatoires : On l'étend légèrement sur l'emplâtre préparé à cet effet. Il facilite la suppuration des plaies et des ulcères.

Onguent mercuriel double.

L'onguent mercuriel sert pour la guérison des maladies vénériennes : On en prend gros comme une noisette, que l'on emploie en frictions ; on le mêle souvent avec l'onguent suppuratif, à parties égales, pour panser les ulcères vénériens. Il sert également à détruire la vermine.

Pommade citrine.

Cette pommade est très-bonne pour la gale : On en fait tous les soirs une friction sous les jarrets et aux poignets, pendant huit à neuf jours de suite, et on emploie chaque fois gros comme une noix de cette pommade. Elle est bonne pour les dartres et les autres maladies de la peau ; mais il faut en faire usage avec précaution, parce que, chargée de mercure, elle pousse quelquefois à la salivation.

Orge mondé.

L'orge mondé est employé en tisane comme tempérant : On en prend deux cuillerées, que l'on fait bouillir dans un demi-pot d'eau ; lorsque l'orge est crevé, on ajoute deux gros de réglisse concassé, ou une pincée de fleurs pectorales.

Pommade de Garou.

La pommade de garou sert à ranimer les vésicatoires : On la mêle avec l'onguent suppuratif, ou on l'étend seule et en très-petite quantité sur un emplâtre d'onguent de la mère.

Poudre de cantharides.

La poudre de cantharides est extrêmement irritante : Elle sert à saupoudrer les emplâtres vésicatoires dont il a été déjà question.

Poudre fumale de Guyton.

Cette poudre est employée conjointement

avec l'acide sulfurique, pour purifier l'air vicié et pour préserver des maladies contagieuses. *Voyez, pour la manière d'en user, à l'article* Acide sulfurique.

Quinquina en poudre.

Le quinquina est le meilleur fébrifuge et anti putride qui soit connu : On l'emploie avec le plus grand succès dans les fièvres intermittentes et putrides. On en prend de six à dix prises, dont une toutes les heures, dans une tasse d'eau, après quelques légères évacuations.

Racine de réglisse.

La racine de réglisse sert à édulcorer les ti- sanes apéritives ou pectorales : La dose est de deux ou trois pincées par bouteille ; on ne les met que sur la fin de la décoction.

Rhubarbe en substance.

La rhubarbe est tonique, laxative et vermi- fuge : On la donne à la dose d'un ou deux gros coupée par morceaux, en décoction ou en infu- sion, dans deux verres d'eau, dans les cours de ventre et les flux dyssentériques.

Rhubarbe en poudre.

La rhubarbe en poudre a les mêmes propriétés que la rhubarbe en substance : On prend plus particulièrement celle-ci comme tonique; dans ce cas, on en donne une prise avant le repas.

Sangsues.

On fait usage des sangsues dans les chutes violentes sur le tronc, ou dans les maux de tête occasionnés par l'afflux du sang vers cette partie, et dans les hémorroïdes ; dans le premier cas, on en applique de quatre à six sur la partie affectée, et dans le dernier cas, on les met à l'anus.

Sucre.

L'usage du sucre est trop connu pour que nous devions en faire mention.

Sulfate de cuivre, ou vitriol bleu.

Le vitriol bleu est employé extérieurement comme caustique et desséchant : on s'en sert en substance ou en poudre pour brûler les chairs baveuses, les chancres vénériens et les aphthes. On peut également s'en servir en faisant dissoudre de ce sel, gros comme une noisette, dans un verre d'eau, pour déterger les vieux ulcères.

Sulfate de magnésie, ou sel d'epsom.

Le sel d'epsom est un bon purgatif : il se donne à la dose d'une once dans deux verres d'eau, que l'on fait prendre à une demi-heure de distance l'un de l'autre.

Sulfate de zinc, ou vitriol blanc.

Le vitriol blanc est astringent et détersif : on en prend une cuillerée à café, que l'on fait dissoudre dans une bouteille d'eau. On s'en sert pour faire des injections, lorsqu'on veut arrêter une gonorrhée ancienne. On peut également en faire usage en lotion, dans l'inflammation des paupières.

Tartre acide de potasse, ou crême de tartre.

La crême de tartre est un doux purgatif; elle convient dans les maladies bilieuses. On en délaye une prise dans deux verres d'eau, que l'on fait prendre au malade dans la matinée, à une demi-heure de distance l'un de l'autre.

Tartrate de potasse antimoiné, ou émétique.

L'émétique est un puissant vomitif. On en

donne un paquet, qui doit être de trois grains, étendus dans trois verres d'eau ; dans les plénitudes d'estomac, on le fait prendre conditionnellement en trois doses, à une demi-heure de distance l'une de l'autre, ayant soin de faire boire souvent de l'eau tiède.

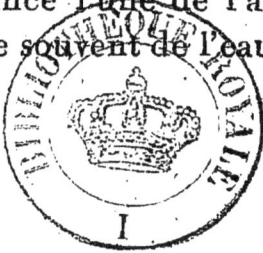

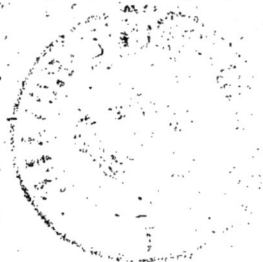

95

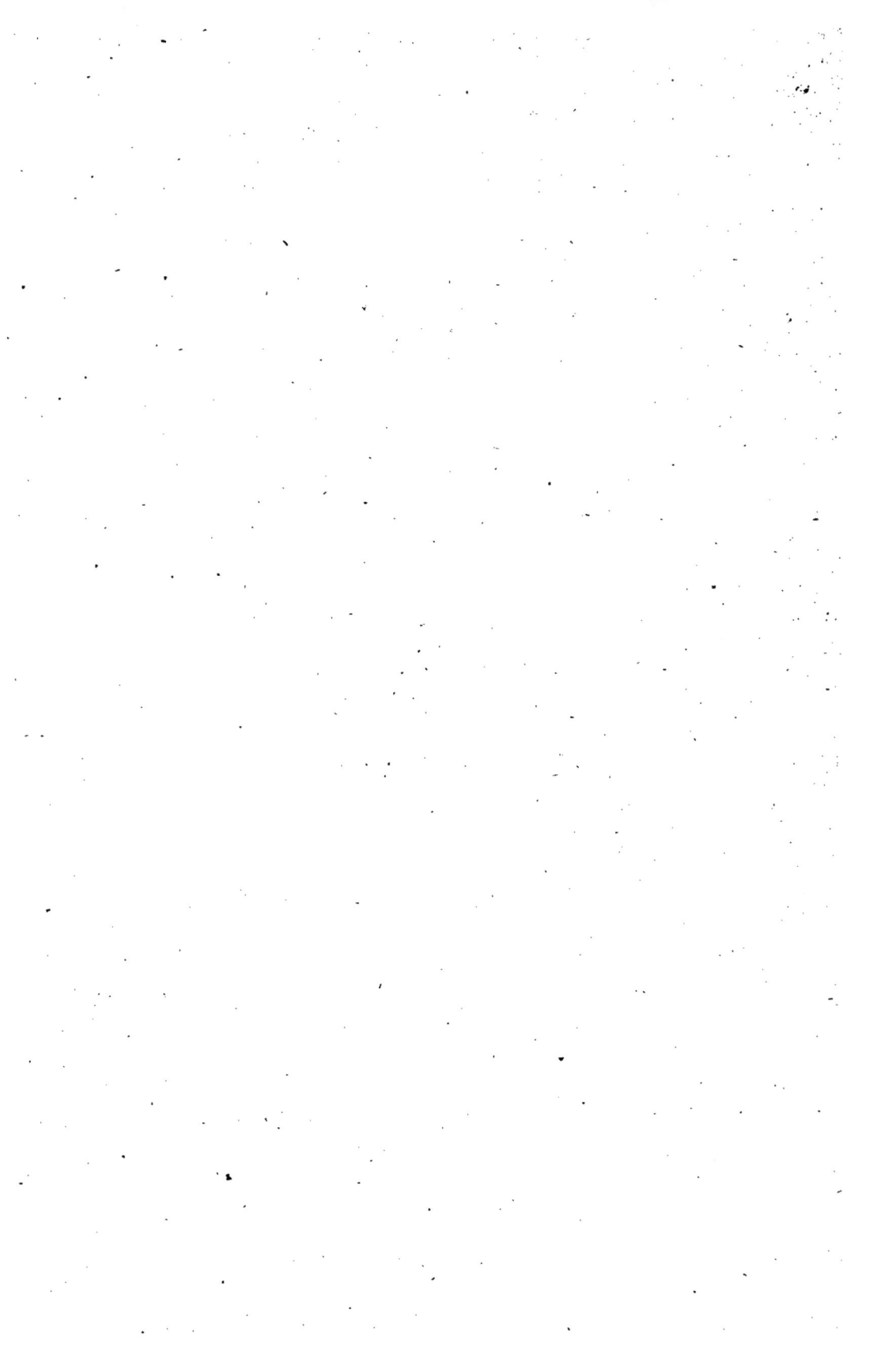

www.ingramcontent.com/pod-product-compliance
Lightning Source LLC
Chambersburg PA
CBHW050405210326
41520CB00020B/6464